PRÉCIS SOMMAIRE

SUR LE

CHOLERA-MORBUS

ÉPIDÉMIQUE.

SES PREMIERS SYMPTOMES.

SUIVI DE QUELQUES CONSEILS

AUX GENS DU MONDE,

SUR LES PREMIERS SECOURS A DONNER AU MALADE,
AVANT L'ARRIVÉE DU MÉDECIN,

ET LES SOINS HYGIÉNIQUES A PRENDRE CONTRE CETTE
MALADIE,

Par **J. LE COEUR**, *de Caen*,

(Calvados),

Bachelier ès-sciences, Candidat en Médecine, Élève des Hôpitaux
civils de Paris.

Principiis obsta : serò medicina paratur
Cùm mala per longas invaluere moras.

SECONDE ÉDITION.

Prix : 75 Centimes.

PARIS. MAI 1832.

Se vend au profit des Indigens.

A CAEN,

CHEZ LES PRINCIPAUX LIBRAIRES.

PRÉCIS SOMMAIRE

SUR LE

Gholera-Morbus

ÉPIDÉMIQUE,

SES PREMIERS SYMPTOMES,

ET LES MOYENS LES PLUS PROPRES A LES COMBATTRE;

SUIVIS

DE QUELQUES CONSEILS AUX GENS DU MONDE,
SUR LES SOINS HYGIÉNIQUES A PRENDRE CONTRE CETTE
MALADIE,

Par J. LE COEUR, de Caen,

(Calvados),

Bachelier es-sciences, Candidat en Médecine, Élève des Hôpitaux
civils de Paris.

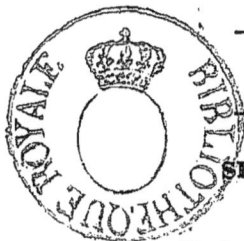

Principiis obsta : sero medicina paratur
Cùm mala per longas invaluere moras.

SECONDE ÉDITION.

Prix : 75 Centimes.

Se vend au profit des Indigens attaqués du Cholera.

A CAEN,

CHEZ LES PRINCIPAUX LIBRAIRES.

PARIS. MAI 1832.

A

MES CONCITOYENS.

J. LE COEUR.

AVERTISSEMENT.

———*———

IL semble, au premier abord, qu'il soit impossible de rien dire de nouveau sur le Cholera-Morbus, ni sur les moyens de s'en préserver ou de s'en guérir, après tout ce qui a été écrit à ce sujet, depuis un an et plus que tous les esprits en sont préoccupés.

Les dissertations sur cette maladie, faites la plupart du temps par des médecins qui n'avaient jamais été à même de l'étudier, ont paru de tous côtés; il n'y a pas de libraire qui n'ait eu le monopole d'un, ou même de plusieurs Ouvrages de ce genre.

Je ne prétends ici faire la critique d'aucune de ces brochures. Un tel rôle me siérait mal, à moi qui entre à peine dans la carrière médicale. Je sens d'ailleurs moi-même toute l'indulgence que réclame mon travail ; et ces divers écrits n'eussent-ils pour la plupart que le seul mérite d'avoir été dictés par une prudente et louable bienveillance, on devrait encore, à ce titre, de la reconnaisance à leurs auteurs, d'avoir donné par avance de sages préceptes hygièniques, au moyen desquels chacun peut, sinon se soustraire entièrement aux influences épidémiques, au moins en diminuer de beaucoup les effets.

Le but que je me suis proposé en écrivant ce peu de pages est de donner, d'après ce que m'a appris l'observation, quelques considérations sur le Cholera-Morbus, et sur ses moyens curatifs.

J'indiquerai de préférence ceux que tout le monde peut mettre facilement en usage, et que j'ai vu le mieux réussir.

Je les ferai suivre des moyens hygiéniques que j'ai reconnu les plus propres à s'opposer au développement de cette maladie.

Je m'abstiendrai, autant que possible, de toute considération scientifique, et ferai en sorte de me tenir constamment à la portée des personnes qui, étrangères à la médecine, voudront bien me lire : c'est pour elles surtout que j'écris.

Je les préviens que je serai seulement historien fidèle, et qu'en fait surtout de ce qui est du traitement, je n'avancerai rien que je n'aie vérifié par l'expérience, tant à l'Hôtel-Dieu de Paris, qu'au poste médical du 12ᵉ arrondissement, auquel j'ai été attaché depuis l'invasion de l'épidémie, et où j'ai eu occasion de voir et de traiter de nombreux cholériques.

Ce résultat de mes observations, je m'estime trop heureux de pouvoir l'offrir à mes Concitoyens, et je me regarderai comme amplement récompensé s'ils l'accueillent avec bienveillance, et s'il me vaut un léger titre à leur reconnaissance.

Paris, 5 Mai 1832.

PRÉCIS SOMMAIRE

SUR LE

CHOLERA-MORBUS

ÉPIDÉMIQUE.

Du Cholera - Morbus.

Le Cholera-Morbus est une affection carac-
térisée au début par des selles, et des vomissemens plus ou moins répétés, des crampes dans
les mollets, les bras et les doigts, et souvent
tout le long de l'épine dorsale; une tendance
très-grande de tout le corps, et surtout du nez
et des extrémités tant inférieures que supé-
rieures au refroidissement, et par une suspen-
sion totale de toute excrétion urinaire.

Le malade conserve son intelligence jusqu'à
la fin; mais il est plongé dans un abattement
profond, une sorte d'anéantissement, d'où il
ne sort que momentanément, et par la violence
des douleurs que lui font éprouver les crampes.

Les traits sont bientôt frappés d'une altération
caractéristique, les yeux s'enfoncent dans l'or-
bite, les lèvres et la langue deviennent froides,
et prennent une teinte violacée; les doigts,
des mains surtout, semblent ridés, flétris; les

I

ongles deviennent pourpres, puis violets, et le
pouls s'affaisse par degrés, pour devenir bientôt
insensible (*).

Tous ces symptômes ne se trouvent pas constamment réunis chez le même individu ; ils
peuvent manquer en partie, mais leur ensemble
constitue le Cholera proprement dit.

Quant à la distinction du Cholera-Morbus en
sporadique et en épidémique, elle se rattache
tout-à-fait à la manière dont sévit cette maladie,
selon qu'elle frappe isolément quelques individus, ou bien qu'elle exerce ses ravages sur
des populations entières. C'est ainsi qu'elle règne
à des époques plus ou moins rapprochées aux
Indes-Orientales, et dans quelques parties de
l'Asie, et que depuis plusieurs années elle a été
observée sur divers points de l'Europe. Pour la
France, cette maladie semble être tout-à-fait
nouvelle, bien que quelques épidémies qui, à
différentes époques, ont désolé ce pays, et dont
on possède des descriptions assez imparfaites,
semblent avoir assez de rapports avec elle.
Entr'autres on peut citer celles auxquelles on a
assigné le nom de *peste noire* ou *affreuse*, et de

(*) Quelque incomplette que soit cette description des
traits caractéristiques du Cholera-Morbus, elle me paraît
néanmoins suffisante pour qu'on puisse à coup sûr dis-
tinguer cette maladie de toute autre.

trousse-galant, datant l'une du xɪvᵉ, l'autre du xvɪᵉ siècle. Si toutefois elle n'est pas entière- ment nouvelle pour la France, au moins l'est-elle assurément pour toutes les personnes de notre époque.

Le Cholera sporadique, dont de temps en temps on a occasion d'observer en Europe quel- ques faits isolés, diffère du Cholera asiatique ou épidémique qui nous occupe ici, par la gra- vité moindre de ses symptômes, et, le plus souvent encore, par la couleur et l'aspect des matières rejetées au-dehors. Dans le Cholera sporadique elles sont presque constamment vertes, ou d'une nuance approchant plus ou moins de cette couleur.

Dans le Cholera épidémique, au contraire, elles sont claires, presque transparentes, et laissent déposer un sédiment blanchâtre ; tout le monde s'accorde à les comparer à de l'eau dans laquelle on aurait lavé ou fait bouillir du riz.

Agens du Cholera-Morbus.

Jusqu'à présent les agens du Cholera-Mor- bus semblent avoir échappé aux recherches de ceux qui se sont livrés là dessus à des investi- gations.

On a pensé que l'air pouvait être vicié. Les analyses qui ont été faites de ce fluide, recueilli sur divers points de la Capitale, n'ont pas permis de douter que sa composition ne fût la même qu'on l'avait toujours trouvée, alors qu'aucune épidémie n'exerçait ses ravages; mais peut-être aussi n'a-t-on pas assez insisté sur ses états électrique et magnétique.

Il y aurait là je crois, pour les physiciens, l'occasion de se livrer à de savantes et utiles expériences.

Tout ce qu'on sait de positif, c'est qu'on l'a vu se développer de préférence là où se trouvaient agglomérées de grandes masses d'individus, pour irradier ensuite vers les points environnans; mais, jusqu'à présent, rien n'a été dit de satisfaisant sur son mode de progression. Il n'est pas démontré qu'il suive ou remonte le cours des fleuves ou rivières.

Il n'y a eu que des théories émises à cet égard; et ce n'est que sur des faits qu'on peut asseoir une opinion certaine.

Tout porte à croire d'ailleurs que le Cholera ne peut pas être transmis par contagion directe. Les faits isolés, que l'on pourrait citer à l'appui d'une opinion contraire, sont en trop petit nombre pour être de quelque valeur, et ne pourrait-on pas leur opposer encore que les individus, qui en sont l'objet, se trouvaient le plus souvent soumis aux mêmes conditions atmosphériques que ceux qui, primitivement atteints, leur auraient pu (suivant l'hypothèse de contagion) communiquer la maladie?

N'a-t-on pas encore, en faveur du prin-
cipe de la *non contagion*, la déclaration de
presque tous les praticiens, et l'observation
qui constate que parmi les médecins, élèves,
religieuses et infirmiers, qui ont prodigué des
soins aux cholériques, et pendant des semaines
entières, ont presque constamment vécu avec
eux, un très-petit nombre a été atteint, et dans
une proportion relative beaucoup moins grande
que ceux qui n'avaient ni touché, ni même vu
des personnes affectées du Cholera?

Siège et nature de la maladie.

Comme je n'ai eu ni la prétention ni l'idée de
faire une dissertation médicale sur le Cholera-
Morbus, je n'aurai que peu de choses à dire à
ce sujet.

Ici encore règne une trop grande incertitude,
pour que l'on puisse se prononcer d'une manière exclusive.

Le Cholera est-il une inflammation du canal
digestif, ou d'une de ses sections, ou une crise
qui juge et termine une affection de ce genre,
en réagissant *secondairement* sur l'appareil nerveux? ou bien, est-ce une lésion *primitive* du système nerveux qui réagit sur l'appareil digestif?

Il semble, au premier abord, que les recherches sur les cadavres auraient du fixer cette
question.

Il n'en est pourtant pas ainsi :

J'ai eu occasion d'assister à de nombreuses autopsies de cholériques, j'en ai fait pour ma part un certain nombre; eh bien, les altérations observées dans divers points du tube intestinal, n'ont été dans la grande majorité des cas, ni assez constantes, ni assez prononcées, pour rendre compte d'une manière satisfaisante, des désordres effrayans observés pendant la vie, ni des causes de la mort.

Souvent on n'a rien trouvé, et, lorsqu'il s'est rencontré quelque chose d'anomale, les lésions étaient presque toujours insuffisantes pour expliquer, d'une manière au moins probable, la gravité et surtout la spontanéité des symptômes.

Je suis donc porté à regarder ces lésions, plutôt comme l'effet, que comme la cause des phénomènes qui ont déterminé la mort.

Ainsi, jusqu'à ce qu'un nouveau jour vienne à être jeté sur ce point, et qu'une série de faits concluans aient suffisamment démontré le contraire (si tant est que cela puisse venir), je me crois fondé à considérer le Cholera-Morbus comme une affection nerveuse, qui, comme toutes les affections de ce genre, semble jouir du privilége de se révéler pendant la vie par des désordres, sans laisser, le plus souvent après la mort, dans les parties qui en ont été le siége, aucun caractère anatomique appréciable.

Je le regarde donc comme une névrose qui a

son siége dans tout le système du grand sympathique (*).

Une fois posé ce qui vient d'être dit sur le
siége du Cholera-Morbus, voyons maintenant en
quoi consistent les modifications éprouvées par
la muqueuse gastro-intestinale. Est-ce une simple
exaltation de sa sécrétion, ou un véritable flux
séreux qui s'établit spontanément à sa surface,
par suite d'une ségrégation de la partie séreuse
d'avec la partie coagulable du sang; ségrégation
en vertu de laquelle la partie séreuse exuderait
à l'intérieur de l'appareil digestif, pour être
incessamment rejetée au-dehors.

J'avoue que j'incline vers cette dernière opinion, surtout d'après ce qui m'a été commu-
niqué par un médecin polonais, avec lequel j'ai
eu occasion de m'entretenir à l'Hôtel-Dieu de
Paris, et par un praticien distingué de cette
même ville, qui a été étudier le Cholera-Morbus

(*) On appelle ainsi une partie de l'appareil nerveux
qui se distribue à tous les organes intérieurs, et préside
à toutes les fonctions de la vie de nutrition. M. le pro-
fesseur Delpech, de Montpellier, a déjà émis une opinion
à peu près analogue à celle-ci, en avançant que le siége
du Cholera était dans le plexus soléaire (Dépendance
du grand sympathique).

Je prévois les objections que l'on pourra faire à cette
opinion : beaucoup de médecins la traiteront d'hérésie ;
aussi, je ne fais que la consigner ici, me réservant de la
soutenir et de la défendre plus tard.

à Varsovie (*). Il résulte des analyses chimiques, faites par lui, des matières rendues par les cholériques, qu'il y a reconnu la présence des élémens aqueux du sang, tandis qu'en analysant le sang contenu dans les vaisseaux des cadavres, il y a constaté l'absence de ces mêmes élémens. C'est là ce qui donne au sang, après cette maladie, la consistance de gelée de groseilles peu cuite, que tous ceux qui ont fait des autopsies de cholériques ont pu facilement constater, et qui est d'autant plus considérable, que le malade a éprouvé des déjections plus abondantes et plus répétées.

Je ne sache pas que ces recherches aient été renouvelées en France. Il me semble qu'elles présentent pourtant assez d'intérêt, pour avoir dû piquer la curiosité des chimistes.

Ainsi, en résumé, le Cholera-Morbus me paraît être : « un flux séreux qui, sous une influence ner- » veuse, et en vertu de causes jusqu'ici inappré- » ciables, se fait à la surface de la muqueuse gas- » tro-intestinale, et tend à priver rapidement le » sang de l'un de ses élémens constitutifs. »

Causes prédisposantes.

L'observation n'a encore appris jusqu'à présent rien de bien positif à ce sujet. On a vu le Cholera frapper des personnes jusque-là en par-

---

(*) M. Foy, auteur d'un excellent traité sur cette maladie.

faite santé, de même qu'il en a atteint d'autres, débilitées par diverses affections antérieures.

Je crois pourtant avoir remarqué que les sujets d'un tempérament franchement sanguin ont été frappés en moindre nombre.

Quant aux prédispositions d'âge ou de sexe, il est d'observation que le Cholera semble avoir jusqu'à présent sévi avec une violence proportionnelle moindre sur les sujets en-deça de l'âge viril, et atteint les hommes en nombre plus considérable que les femmes, dans le rapport des deux tiers à peu près.

Quoiqu'il en soit, ce que l'on pourrait avancer à cet égard n'étant pas parfaitement démontré, je crois prudent de m'en abstenir : cela ne servirait qu'à jeter l'épouvante dans l'esprit de ceux qui croiraient y retrouver quelque analogie avec leur état, sans être d'ailleurs d'aucune utilité.

Toutes les causes de refroidissement du corps, qui tendent à faire refluer le sang de la périphérie vers le centre, l'habitation d'un lieu bas et humide, où l'air ne se renouvelle que difficilement, où le soleil ne pénètre pas, l'encombrement de plusieurs personnes habitant une même chambre, surtout pendant la nuit, une nourriture malsaine ou insuffisante, de longues contentions d'esprit, une grande fatigue physique, paraissent devoir être classées parmi les principales causes prédisposantes du Cholera-Mor-

2

bus, en faisant toutefois la part des influences
cholériques qui existent *probablement* dans l'atmosphère.

Causes déterminantes.

· Une des plus puissantes causes déterminantes
du Cholera-Morbus, est assurément la terreur :
non-seulement elle favorise le développement
de la maladie ; mais encore celle-ci, une fois dé-
clarée, elle tend considérablement à l'aggraver.

Je citerai à cette occasion, deux exemples
remarquables. Appelé en même temps, le 8 Avril,
à donner des soins à deux malades qui me pré-
sentèrent des phénomènes cholériques à un
degré d'intensité à peu près égal, je trouvai le
premier dans un état de prostration morale ex-
trême : il me prévint d'avance que tout était
inutile, qu'il était perdu : je fis tout pour le
rassurer ; rien ne put dissiper ses terreurs. Il
succomba le lendemain. Pourtant les symptômes
les plus graves avaient cédé à une médication
active ; de plus, c'était un homme sobre, doux,
dans la force de l'âge, n'ayant que peu usé de la
vie, mais d'un caractère pusillanime, et qui,
depuis le commencement de l'épidémie, s'était
frappé de l'idée qu'il y succomberait infailli-
blement.

Le second, au contraire, ancien militaire,
ayant fait plusieurs campagnes, et actuellement
tambour dans la garde nationale, homme soumis

à de fréquentes fatigues, un peu adonné au vin,
mais doué d'une grande force morale, n'a jamais
cru un instant qu'il eût une affection grave, quoiqu'il offrît des symptômes tout à fait fâcheux.
Il regarda constamment sa maladie comme occasionnée par un verre de vin blanc qu'il avait bu
le matin.

Il a parfaitement guéri, et pourtant je puis
dire qu'il n'a pu recevoir de ceux qui l'entou-
raient des soins aussi soutenus que le premier.

Il n'est personne qui n'ait été témoin de faits
pareils; pour mon compte j'en pourrais citer
encore plusieurs.

Les excès de tout genre, les repas trop copieux, l'abus de la bonne chère, des liqueurs
fortes doivent être rangés parmi les causes déterminantes de cette maladie. Tout le monde a
pu constater l'augmentation dans le nombre des
malades qui réclamaient des secours, à chaque
commencement de semaine, par suite des
libations plus copieuses du dimanche ou du
lundi, auxquelles certaines classes de la société
sont dans l'usage de se livrer.

Il faut dire la même chose des rapports im-
modérés entre les deux sexes, des émotions
vives, des sentimens de colère, de chagrin, etc.,
et en un mot de tout ce qui réagit directement
sur l'innervation.

A ces causes, je crois devoir joindre encore
l'émigration d'un lieu où règne l'épidémie, pour

aller en habiter un autre, où elle n'a pas encore
éclaté, lorsqu'on est en quelque sorte acclimaté
avec elle, et habitué à vivre sous son influence.

Cette émigration est surtout nuisible, si elle
a été conseillée par un sentiment de frayeur.

Des divers modes d'action, des influences cholériques (*).

Une fois *l'atmosphère cholérique* fixée sur une
localité (qu'on me passe cette expression,
je sais bien que rien jusqu'ici ne l'a rigoureusement démontrée; mais, tout ne tend-il pas à la
faire admettre?), les personnes les plus prédis-
posées à contracter la maladie sont les premières
attaquées, et les autres successivement après.
Mais, de ce qu'un grand nombre n'en sont pas
atteintes, je ne crois pas qu'il faille de là con-
clure qu'elles ne portent pas en elles les prin-
cipes de la maladie. Je pense seulement que,
placées pour la plupart dans des conditions hygiéniques plus favorables, ou douées d'une force
coërcitive plus grande, elles trouvent en elles-
mêmes, en vertu de leur organisation, les
moyens de résister aux influences morbides.

(*) Par influences cholériques, j'entends l'ensemble
des conditions tant atmosphériques qu'individuelles, en
vertu desquelles le Choléra se déclare et sévit. Les
animaux eux-mêmes ne semblent pas à l'abri de ces
influences.

Du reste, toutes ne luttent pas contre elles avec un égal avantage; aussi, plus qu'en aucun autre temps, on voit se manifester, pendant l'épidémie, diverses indispositions plus ou moins graves, qui, jusqu'à un certain point, participent un peu des phénomènes cholériques, et ont, avec la maladie régnante, une couleur de confraternité.

Ainsi, chez certaines personnes, c'est un simple état de malaise, un état insolite, sans qu'elles accusent positivement de douleur; chez la plupart, la langue est sale et de couleur violacée à son milieu; chez d'autres, c'est un sentiment de gêne dans la respiration, une faiblesse générale; quelques-unes éprouvent des crampes passagères, ou une lassitude dans tous les membres; chez beaucoup, il survient une diminution notable dans la sécrétion urinaire, les urines sont troubles, et laissent déposer un sédiment épais.

Ailleurs, on observe des douleurs, des pesanteurs de tête, des étourdissemens, un sentiment de plénitude continuelle de l'estomac, avec envies de vomir, mais sans vomissemens. La plupart éprouvent de la diarrhée, de légères coliques, des gargouillemens dans l'abdomen; d'autres au contraire une constipation opiniâtre, (celle-là sont le mieux partagées) sans être pour cela plus gravement affectées, et sans cesser de vaquer à leurs occupations journalières.

Tous ces faits, j'en ai vérifié l'exactitude par

l'observation. J'ai interrogé à ce sujet beaucoup de personnes, et il n'en est que fort peu qui m'aient assuré n'avoir ressenti aucune espèce de malaise.

La prudence exige que pendant le cours de l'épidémie, on ne néglige aucune de ces indispositions, quelque légères qu'elles soient en apparence. Bien que parfois elles restent stationnaires, elles peuvent cependant dégénérer, et comme de faibles soins, le plus souvent purement hygiéniques, suffisent pour les faire disparaître, il y aurait plus que de la négligence à n'y pas porter remède. On arrête aisément à son début une maladie contre laquelle échouera peut-être plus tard la médication la plus active et la mieux combinée. Combien n'ai-je pas eu occasion de rencontrer de personnes qui, placées dans les circonstances les plus favorables pour ne pas contracter le Cholera, l'ont vu se déclarer chez elles, pour avoir, par une bien coupable insouciance, abandonné à eux-mêmes de légers accidens qu'elles auraient pu facilement maîtriser !

Je crois que l'on ne peut trop insister sur de semblables recommandations : elles doivent fixer l'attention de tout le monde, et particulièrement des chefs de famille, qui assumeraient sur eux, en ne s'y conformant pas, toute la responsabilité des malheurs qui pourraient survenir par suite de leur incurie.

Maintenant ce qui me reste à dire sur cette

maladie se rattache trop directement aux scien-
ces médicales, pour que j'entre dans de bien
grands détails; je n'ai pas eu l'intention de faire
ici un traité *ex professo* sur le Cholera-Morbus,
mais bien de donner à ce sujet, pour les gens du
monde, quelques considérations sommaires.

Ce que je tâcherai seulement d'exposer d'une
manière claire et précise, ce sont les modes
d'invasion du Cholera, ses premiers symptômes, et les moyens les plus prompts et les
plus propres à enrayer la marche de la maladie,
et à l'empêcher de parcourir toutes ses périodes.

De là dépendent toutes les chances de succès.

En s'opposant aux premiers accidens (et j'indiquerai à cet effet les moyens que chacun a
facilement à sa disposition, et que l'on peut
employer sans danger), on met, dans la majorité des cas, le malade à même d'attendre l'arrivée du médecin, et de recevoir les secours
ultérieurs de l'art.

Je croirais ne pas marcher vers le but que je
me suis proposé dans ce travail, si j'en agissais
autrement, et si, par la ridicule envie de faire
ici de la science, j'entassais l'un sur l'autre la
série des moyens et des formules que j'ai vu le
mieux réussir dans le traitement des périodes
les plus avancées du Cholera (*).

(*) On s'accorde à en considérer quatre : 1° Celle
d'invasion ou des évacuations; 2° celle de froid, *et non*

Comme les moyens thérapeutiques sont en
tout subordonnés à l'état du malade, et que je
ne suis pas de ceux qui préconisent un spécifique contre cette affection, mais qu'au contraire, je pense que, sauf les débuts, la maladie
présente, chez chaque sujet, une foule de
nuances individuelles que le médecin peut seul
apprécier, et qui doivent lui faire modifier le
traitement suivant les indications et les tempé-
ramens, je serais plus nuisible qu'utile si on
me prenait à la lettre ; car le médicament le
plus précieux, dont on retire, dans tel ou tel
cas, les plus grands avantages, se changerait
en une arme de mort, s'il venait à être manié,
pour ainsi dire au hasard, par une main inha-
bile. Dans cette affection, comme dans toutes
les autres, la médecine des symptômes est la
seule admissible, et il faut prendre garde de se
laisser entraîner par une empirique et souvent
funeste routine.

---

plus de simple refroidissement ; 3º celle d'asphyxie ou de
réaction, suivant la terminaison que doit avoir la maladie ;
4º la période inflammatoire, et quelquefois adynamique.
Tous les soins doivent tendre à faire succéder directement
la période de réaction à celle d'invasion. Dans ce cas, on
a de très-grandes chances de succès, et alors la terminaison est le plus souvent heureuse.

Divers modes d'invasion du Cholera.

Le Cholera a plusieurs manières de se déclarer. Chez le plus grand nombre de personnes, son apparition est précédée, quelques jours à l'avance, d'un ou de plusieurs des symptômes que j'ai énoncés en parlant des différentes manières d'agir des *influences cholériques*.

Le plus souvent il succède à une diarrhée occasionnée par une cause quelconque, presque toujours par un excès, et que l'on a abandonnée à elle-même. Chez d'autres, cette diarrhée a été combattue et guérie, mais le malade, par indocilité ou par insouciance, commet quelque écart du régime qui lui était imposé; et ce n'est plus un simple dévoiement, mais bien le Cholera qui se déclare. Rarement il apparaît chez un individu, excepté pourtant dans les premiers jours de l'épidémie, sans avoir été annoncé par quelque malaise. (*)

(*) On a dit dans un journal politique, que souvent le Cholera était précédé pendant quelques jours, de l'affection catarrhale désignée sous le nom de *grippe*. J'ai cherché à approfondir ce fait ; et loin d'en avoir reconnu l'exactitude, j'ai pu me convaincre, que sauf quelques cas bien rares, et tout-à-fait exceptionnels, il n'en a rien été. Au contraire, je crois avoir remarqué que le plus grand nombre des personnes atteintes d'une

Quelquefois cette indisposition ne date pas de plusieurs jours, mais bien de quelques heures seulement, pendant lesquelles le malade éprouve de la lassitude, des brisures dans les membres, des tournoiemens , des pesanteurs de tête, des bourdonnemens, des tintemens d'oreilles, des éblouissemens, avec une envie continuelle de vomir, accompagnée de légères coliques sourdes et de gargouillemens dans le ventre. Les yeux sont mornes, perdent de leur aspect brillant, se *cernent*, les pieds et les mains d'abord, puis bientôt les lèvres et la langue se refroidissent et prennent une teinte violette; le malade a le sentiment d'un *grippement* de toute la face, qui pourtant n'existe pas encore, puis, surviennent bientôt les vrais symptômes cholériques. C'est particulièrement pendant la nuit, ou sur le matin, que le Cholera se déclare. Il y a pourtant de nombreuses exceptions. J'en ai vu des cas se manifester à toutes les époques de la journée.

Il peut aussi survenir sans aucun malaise préa-

affection aiguë, passagère et peu grave, surtout de l'appareil respiratoire, mais susceptible de déterminer un mouvement fébrile, n'ont pas éprouvé de phénomènes cholériques. Peut-être en auraient-elles été exemptes sans cela : aussi, je ne consigne ce fait que pour répondre à un autre, capable de donner quelqu'inquiétude aux personnes qui contractent facilement des rhumes.

lable; le sujet qui jusque-là n'avait accusé aucune douleur, est pris subitement d'un frisson général, de vomissemens copieux, et de selles abondantes, d'abord composées de matières fécales, puis bientôt de matières caractéristiques.

J'ai rencontré quelques sujets chez lesquels la maladie avait débuté de cette manière, qui m'ont dit avoir éprouvé un mouvement spontané dans tout le corps, comme si quelque chose *fondait* tout-à-coup, ou se *détraquait*. (Ce sont leurs propres expressions.)

Symptômes du Cholera.

Quelqu'ait été le mode d'invasion du Cholera, les selles ne tardent pas à prendre les caractères que j'ai énoncés plus haut; les nausées, et bientôt les vomissemens surviennent. Les matières que le malade rejette sont de nature semblable aux selles. Des crampes se manifestent d'abord dans les mollets, puis bientôt dans les orteils, les bras et les doigts; le malade tend incessamment à se refroidir : il est en même temps dévoré par une soif ardente qu'il faut tromper, mais non pas satisfaire. Les urines cessent de couler, la voix prend un timbre, un accent particulier, elle est voilée, saccadée, et a reçu le nom de voix *cholérique.*

Tels sont les symptômes qui caractérisent l'invasion du Cholera-Morbus , et se rencontrent dans sa première période. C'est celle où de prompts secours sont de la plus grande urgence. De celle-ci à la troisième , qui est celle d'asphyxie et de mort, il n'y a qu'un pas, et le malade y est rapidement entraîné, en ne faisant qu'effleurer la seconde , si les secours de l'art ne lui sont promptement administrés. Ces premiers soins , tout le monde est à même de les donner, chacun en possède sous la main les élémens, il s'agit simplement d'en savoir faire usage.

Deux grandes indications se présentent à remplir. La première est de rappeler à la peau , par tous les moyens possibles, le sang, et par conséquent la chaleur qui tend à se concentrer vers les organes intérieurs, et à les congestionner.

La seconde consiste à modérer l'abondance des évacuations.

La première de ces indications est un des grands auxiliaires de la seconde; et, si toutes deux sont remplies à temps, chez beaucoup de sujets, les accidens en sont bornés à ceux que j'ai énoncés; le reste du traitement ne consiste plus que dans des soins hygiéniques.

Nous allons indiquer, en parlant du traitement, les moyens de remplir l'une et l'autre de ces indications. Pour ce qui est des autres périodes de la maladie, je me suis borné à les énoncer, je ne m'y arrêterai pas davantage.

Marche du Cholera.

Elle est en général aiguë et très-rapide; c'est une des maladies qui parcourent toutes leurs phases avec le plus de promptitude.

Durée du Cholera.

Ordinairement, la durée de l'affection elle-même est très-courte. Dans la plupart des cas, quelques heures suffisent pour juger la maladie.

Il n'en est pas de même de la convalescence, qui ne marche qu'avec une certaine lenteur, et réclame de grandes précautions, et la stricte observation des mesures hygiéniques les plus sévères.

Terminaison du Cholera.

Quelque douloureux qu'il soit de l'avouer, la terminaison du Cholera-Morbus est souvent funeste.

Elle est funeste surtout s'il y a réunion de tous les symptômes que j'ai énoncés, si leur invasion a été brusque, s'ils se sont, en peu d'instants, en quelque sorte groupés les uns sur les autres, et si des secours énergiques n'ont pas été apportés à temps.

Une chose qui pourtant doit rassurer les

esprits, c'est que toutes les personnes qui en sont atteintes, ne le sont pas avec une intensité égale, et que, chez le plus grand nombre, la maladie se borne à quelques-uns de ses symptômes. C'est ce qui constitue cette variété à laquelle plusieurs praticiens ont assigné le nom de Cholera benin; de Cholérine; mais je ne saurais trop le répéter, abandonnée à elle-même, la Cholérine se transforme en Cholera.

Dans ce cas, la maladie a le plus souvent une terminaison heureuse, surtout si le malade, doué de courage, sait en quelque sorte se raidir contre les effets du mal.

Pronostic.

On voit, par ce qui vient d'être dit, que le pronostic du Cholera-Morbus est grave. Il l'est d'autant plus, que l'épidémie est à son commencement, ou que la maladie est survenue spontanément, et sans avoir été précédée ni annoncée par aucun symptôme préalable. Heureusement ces cas sont les plus rares.

Traitement.

S'il est des maladies avec lesquelles on peut temporiser, le Cholera-Morbus n'est assurément pas de ce nombre; aussi je ne suis pas de l'avis de ceux qui croient que l'on peut se borner à une médecine expectante.

Je vais maintenant énumérer les moyens les

plus propres à s'opposer à la maladie dès son invasion, suivant les divers aspects sous lesquels elle peut se présenter.

J'ai dit qu'il existait deux grandes indications à remplir.

1° Rappeler le sang à la périphérie.

2° Modérer l'abondance des évacuations.

J'ai dit aussi qu'en remplissant la première, on arrivait insensiblement à la seconde. Dans ce but :

PREMIER CAS. Sitôt qu'une personne éprouvera quelques-uns des symptômes du Cholera, sans vomissemens pourtant, il faut immédiatement la mettre au lit, que l'on aura préalablement bassiné, la bien couvrir, sans pourtant trop la surcharger, et tâcher de provoquer la transpiration. A cet effet, on lui fera prendre une tasse d'une infusion sucrée de thé, ou de tilleul, ou de camomille, ou de mélisse, ou de feuilles d'oranger, ou de fleurs de sureau, ou même d'eau simple bien chaude. Si on s'apercevait que, malgré ces moyens, le refroidissement fît des progrès, on administrerait un verre de vin chaud bien sucré, coupé avec moitié eau, et aromatisé avec de la canelle, ou bien un verre d'eau sucrée chaude, ou de café léger, dans lequel on ajouterait deux ou trois cuillerées d'eau-de-vie, et un peu de jus de citron, si l'on en a à sa disposition ; on répétera cette boisson deux ou trois fois, à un quart d'heure d'intervalle.

En même temps on fera, avec des morceaux de flanelle, et en découvrant le moins possible le lit du malade, des frictions sèches et vigoureuses, sur le ventre, l'estomac, les jambes, les pieds, les bras et les mains, en les répétant d'autant plus fréquemment que les crampes viendraient à se manifester, et sur les parties où elles se manifesteraient : ces frictions pourront également être faites avec une brosse douce; pourtant j'accorde la préférence à la flanelle un peu rude.

Il ne faut pas que les personnes qui donnent des soins au malade se rebutent, si elles voient la chaleur ne revenir qu'avec peine; elles doivent au contraire redoubler d'efforts et de zèle, et ne pas craindre d'exciter un peu vivement la peau.

Cette opération terminée, et avant de la renouveler, on approchera des parties du corps qui seraient le plus refroidies, des briques ou des fers à repasser chauffés, ou des boules d'étain, ou des bouteilles de grès remplies d'eau chaude; mais il est bon de n'employer ce moyen que comme secondaire, et après avoir activé préalablement, à l'aide des frictions sèches, les fonctions de la peau.

On donnera en même temps, pour combattre le dévoiement, d'heure en heure un demi-lavement avec de la décoction de tête de pavot et d'amidon, ou l'une ou l'autre seulement de ces substances, ou avec la décoction de graine de lin, ou de racine de guimauve, dans laquelle on ajoutera de 4 à 6 gouttes de laudanum de Sydenham, si l'on en a à sa disposition.

DEUXIÈME CAS. Si le malade, au contraire, éprouve des vomissemens, ou même de violentes nausées, il ne faudra lui donner aucune boisson. On se bornera aux lavemens et aux frictions. Tout ce qu'on pourrra lui permettre, ce sera une petite cuillerée à café d'eau froide sucrée, dans laquelle on ajoutera 2 ou 3 gouttes de laudanum, ou mieux, il faudra lui donner un quartier d'orange, ou un petit morceau de glace à sucer, pour tromper sa soif, et *seulement* dans le cas où il le demanderait avec instance.

Encore ne faudra-t-il les lui accorder qu'à des intervalles assez éloignés les uns des autres.

TROISIÈME CAS. Si les accidens ne s'amendaient pas, si les déjections et les vomissemens ne se modéraient pas sous l'influence de ce premier traitement, et, surtout, si le malade n'entrait pas en transpiration, on aura alors recours à l'emploi des sinapismes (*), dont on enveloppera les membres inférieurs et supérieurs du

---

(*) On les prépare en délayant, avec de l'eau chaude, de la farine de moutarde, et on les applique à nu, et un peu chaude.

3

malade, on en recouvrira aussi la poitrine et
l'abdomen ; et on les laissera appliqués, jusqu'à
ce que le sujet ne puisse plus en supporter
l'effet.

Il faudra alors les ôter, et y susbtituer des
cataplasmes émolliens, légers et bien chauds;
(ceux de farine de graine de lin sont préfé-
rables à tous autres) ou simplement essuyer le
malade, et se contenter de l'application de linges
chauds sur ces mêmes parties.

Il est un moyen qui je crois peut remplacer
avec un avantage égal les sinapismes : je l'indique
ici pour les personnes qui, soit par leur éloi-
gnement d'une pharmacie, ou par toute autre
raison, ne pourraient les mettre en usage, c'est
l'urtication (*). Je n'ai eu l'occasion de la voir employer qu'une seule fois, mais avec le plus grand
succès, et je ne mets aucunement en doute
qu'elle ne dût réussir dans un bien grand nombre de cas.

C'est un moyen douloureux, je le sais; mais
n'est-on pas encore trop heureux si, par lui, on
doit atteindre le but qu'on se propose.

Une fois cette opération pratiquée, il faut

(*) Elle se pratique en fouettant légèrement avec
des orties, les membres, la poitrine, et l'abdomen du
malade, jusqu'à ce que la peau soit fortement rougie,
ce qui ne tarde pas du reste à arriver.

recouvrir le malade, et approcher de lui les briques ou fers à repasser chauds, dont j'ai parlé, et agir du reste comme il a été dit plus haut (*).

Telle est la série des moyens que je crois les meilleurs et les plus efficaces à opposer à la première période du Cholera; ce sont ceux que j'emploierais de conviction (et cette conviction je la tiens de l'expérience), si j'étais appelé à traiter les personnes qui me sont les plus chères. Ce sont ceux que je voudrais que l'on mît en usage pour moi-même.

Je les résume en deux mots, en les classant par ordre :

1° S'il n'y a pas de vomissemens, mais seulement des crampes, de la diarrhée et du refroidissement, etc. : *Coucher le malade dans un lit chaud, boissons chaudes et légèrement excitantes, frictions sèches, chaleur artificielle, demi-lavemens.*

2° S'il y a vomissemens, ou violentes nausées; *Abstinence de toute boisson, ou administration en très-petite quantité; quartier d'orange, ou*

(*) Je suis bien éloigné de proscrire l'emploi de la saignée dans *quelques cas* de débuts *surtout brusques*, du Cholera. Mais comme il faut toute la prudence d'un homme de l'art, pour juger de son opportunité, et pour la pratiquer à temps; j'ai cru devoir ne pas en parler, m'étant imposé la loi de ne donner que des préceptes que tout le monde pourra mettre en usage sans danger.

*glace à sucer; frictions sèches, chaleur artifi-
cielle, demi-lavemens.*

3° Si les symptômes s'aggravent : *Abstinence
de toute boisson, ou administration en très-petite
quantité ; sinapismes, ou urtication ; chaleur
artificielle, demi-lavemens.*

Il me semble inutile de recommander ici
qu'il ne faut, alors même que le malade le dési-
rerait, lui permettre quelqu'aliment que ce soit.

Tous ces premiers soins étant donnés à temps,
le plus souvent l'affection a une heureuse issue,
et le sujet passe de la période d'invasion à celle
de réaction, sans parcourir celles de froid et
d'asphyxie, qui sont assurément les plus dange-
reuses, et celles dans lesquelles succombent le
plus de cholériques.

Une fois cette période arrivée, et on la re-
connaît à ce que les évacuations ont cessé, ou
n'ont plus lieu que légèrement et à des dis-
tances éloignées, le malade recommence quelquefois à uriner (*), le visage reprend peu à
peu son aspect, sauf les yeux qui restent long-
temps caves ; la peau devient rouge, brûlante,
et se couvre de sueur ; en un mot, un violent
accès de fièvre se manifeste ; il faut arrêter tout

_____

(*) Un moyen qui m'a réussi quelquefois pour faciliter
l'émission des urines, est de recouvrir les parties géni-
tales et le bas ventre d'un large cataplasme de farine de
graine de lin et de feuilles de pariétaire.

le traitement ci-dessus indiqué, se borner à donner de temps en temps de petits morceaux de
glace à sucer, et remplacer les boissons stimu-
lantes par une infusion légère de fleurs de mauve
ou de violette, ou une décoction d'orge, qu'on
fera boire chaude, et en petite quantité.

Mais j'arrête ici l'énumération des moyens
à employer. C'est alors que le médecin est surtout indispensable pour modérer les effets de
la réaction, qui peuvent être trop vifs, et leur
imprimer une marche convenable.

Ici je termine les considérations sommaires
que je désirais présenter sur le Cholera-Morbus
et sur sa première période.

Le devoir que je m'étais imposé d'être concis
et intelligible pour tous, et surtout le manque
de temps, m'ont souvent empêché de donner
à certains points un développement aussi long
que je l'aurais désiré.

Je ne saurais trop redire d'ailleurs que ce
n'est pas un traité complet que j'ai prétendu
mettre au jour; j'avais, pour mon propre usage,
recueilli quelques notes; je ne comptais guère
leur faire jamais l'honneur de la publicité; mais
voyant l'épidémie s'étendre vers les provinces,
l'idée qu'elles pourraient devenir de quelqu'utilité m'a seule engagé à le faire : c'est dans
ce but que je les ai rédigées à la hâte, en rec-
tifiant ce qu'elles avaient de trop imparfait;
heureux si j'ai pu y parvenir.

Moyens prophylactiques du Cholera-Morbus.

Ces moyens sont tous purement hygiéniques, et consistent surtout, la plupart, dans de simples soins de propreté.

Il faut éviter, autant que possible, l'habitation d'un lieu humide, d'une chambre sombre, mal aérée, où l'air ne se renouvelle qu'avec peine, où les rayons solaires ne pénètrent que difficilement; ne pas coucher en grand nombre dans un même appartement, surtout s'il est peu spacieux et dans les conditions que je viens d'énoncer.

Il faut chaque jour renouveler l'air dans les habitations; les fenêtres, de celles surtout qui seront exposées au soleil, devront rester ouvertes tant qu'il pourra y plonger. On aura soin de les fermer si le temps devenait humide et lorsque le soir arrive.

Pour les logemens qui n'offriraient pas cet avantage, il sera bon d'y allumer chaque matin un peu de feu; celui que l'on entretiendrait avec le charbon de terre me paraît convenir (*).

On évitera, surtout pendant tout le temps

(*) Je pense que, comme moyen d'assainissement général, on retirererait quelques avantages de feux alludu Cholera, de laver à grande eau les appartemens.

S'il y avait dans le voisinage des plombs, égoûts ou ruisseaux stagnans, on aura soin d'y.

---

més sur divers points, particulièrement là où l'air circule le plus difficilement, et de les entretenir pendant quelques instans de la journée, avec des plantes aromatiques, du goudron, du charbon de terre, des matières bitumineuses, etc. On peut juger du bon effet que produiraient de semblables fumigations, par le peu d'intensité avec laquelle le Choléra a frappé l'Angleterre, où le chauffage se fait avec le charbon de terre, et l'éclairage par le gaz, et par le peu de ravages qu'a exercé l'épidémie à Paris, dans les passages et quartiers éclairés par le même procédé. Tout le monde sait comment se prépare le gaz pour l'éclairage, et on ne peut attribuer ces effets salutaires, qu'au dégagement des diverses vapeurs qui ont lieu pendant la combustion du charbon de terre ou de ses produits.

En contestant même le bénéfice de leurs émanations sulfureuses et autres, qui je crois conviennent, elles auraient au moins l'avantage d'opérer dans les couches atmosphériques, un déplacement qui nécessairement doit, en les divisant, modifier leur état électro-magnétique.

Je dirai la même chose des détonations d'artillerie qui ont aussi été proposées dans le même but, et qu'un corps savant, auquel on avait soumis ce projet, a rejeté comme un *enfantillage*.

Quant à l'emploi des feux, comme moyen d'assainissement en grand, on pourrait au moins, en petit, le mettre en usage dans les maisons particulières.

entretenir, par quelque moyen que ce soit, la plus grande propreté possible.

Dans les cours étroites, ordinairement sales et difficiles à nettoyer, on devra faire de temps en temps des aspersions d'eau chlorurée, surtout s'il s'en dégage habituellement quelque mauvaise odeur.

Pour les autres soins hygiéniques, qui ont plus directement rapport aux individus eux-mêmes, ils consistent dans les suivans :

Éviter, autant que possible, l'air frais du matin et du soir et toutes les causes qui pourraient amener le refroidissement du corps, et surtout des membres inférieurs et de l'abdomen.

A cet effet, je recommande l'usage des vêtemens chauds, d'étoffes de laine sur la peau ; il sera bon d'en revêtir tout le corps, et que le côté qui est en contact avec lui soit un peu rude. Ceux qui répugneraient à cette précaution, ou ne pourraient la mettre en pratique, devront au moins porter sur le ventre une ceinture de flanelle, et ne pas la quitter pendant la nuit.

Plus qu'en tout autre temps, les soins de propreté devront être rigoureusement observés.

A cet effet, les bains généraux seront pris une fois par semaine ; il sera bon d'y ajouter, par bain, une certaine quantité de sel commun (deux à trois livres, à peu près), pour exciter un peu les fonctions de la peau. Dans le même but, un bain d'eau de savon ou de Barège, pris de temps à autre, sera profitable.

Il faut changer, plus fréquemment que de coutume, le linge du corps et les draps, surtout si l'on a transpiré, et, s'ils conservaient un peu d'humidité, ou au moins ne s'en servir qu'après les avoir bien fait sécher.

Il sera bon de ne pas porter long-temps les mêmes vêtemens, et de les exposer au soleil avant de les reprendre.

Il faudra éviter de trop grandes fatigues de corps et des contentions d'esprit prolongées; mais tomber dans un excès contraire, serait plus nuisible qu'utile.

Il est nécessaire de prendre chaque jour un exercice modéré, et de rechercher des distractions. Il faut fuir les occasions de colère, les émotions morales vives, surtout si elles sont tristes, éviter, autant que possible, la vue des cholériques, penser à l'épidémie et s'en entretenir le moins que l'on pourra (*), s'abstenir

---

(*) Une dame avait, à cette occasion, apposé sur la porte de son salon l'affiche suivante : «Ici l'on peut parler de tout, excepté de l'épidémie régnante. Quiconque amènera la conversation sur ce sujet, sera passible d'une amende de 5o centimes, au profit des indigens qu'à frappé le fléau. »

J'ai cru devoir taire ici le nom de cette personne, mais je n'ai pu résister au désir de rapporter ce fait,

de tous excès vénériens, et même de commu-
nications sexuelles réitérées; cette recommandation n'est certainement pas déplacée : j'ai
interrogé plusieurs malades, qui m'ont avoué
que le Cholera s'était déclaré chez eux sous
l'influence d'une pareille cause.

La manière de se nourrir doit aussi être prise
en grande considération (*).

Pour alimens, on fera principalement usage
de viandes faites, telles que celles de bœuf, de
mouton, de poulet, de dinde, rôties ou bouillies,
et suffisamment cuites; on s'abtiendra de ragoûts
et de tous mets salés et épicés. Le riz, la se-
moule, les œufs, et en un mot toutes les substances qui offrent, sous peu de volume, beaucoup
de pricipes nutritifs, seront recherchées de préférence.

---

comme un hommage public que je me plais à rendre à
l'aimable et spirituelle originalité qui caractérise cha-
cune de ses idées, et au sentiment de bienfaisance qui
préside à toutes ses actions.

(*) Ces conseils ne s'adressent qu'aux personnes qui
jouissent d'une bonne santé, et ne peuvent s'étendre à
celles auxquelles un régime a été imposé par leur médecin, pour une affection quelconque.

La crainte de l'épidémie, qui bien probablement ne
les atteindra pas, ne doit pas les faire s'exposer à
aggraver les symptômes de la maladie pour laquelle
elles sont déjà en traitement.

Par la même raison, on évitera les crudités
de toute espèce, telles que salades, radis, etc.,
les fruits crus, surtout ceux qui seraient acides
et peu mûrs, comme les groseilles, les cerises,
pommes, grenades; ou aqueux et froids, tels
que les concombres, melons, pêches, etc. Les
légumes frais ne conviennent aussi que peu,
surtout si l'on en fait son unique nourriture.
Les légumes secs, au contraire, mais réduits en
purée, son recommandés.

Les fruits confits au vinaigre, la moutarde,
les marinades de toute espèce, seront proscrites
comme devant trop stimuler l'estomac. On s'abs-
tiendra également de toutes préparations laiteu-
ses chaudes ou froides, telles que café, chocolat
au lait, surtout si on n'y est pas habitué, et si
on n'en fait usage que dans la vue de rendre les
selles plus faciles. Le miel, la mélasse, etc., pris
dans le même but, doivent être pendant tout
le temps de l'épidémie, rejetés de l'alimen-
tation.

Le choix des boissons mérite aussi une attention
particulière. Il faut s'abstenir de toutes celles
qui ne seraient pas suffisamment fermentées,
telles que le vin, le cidre nouveau, ou par
trop acides, telles que les mêmes boissons trop
anciennes, ou détériorées. L'eau rougie, ou
l'eau simple, mais de bonne qualité, et pour les
personnes qui y sont accoutumées, seront les
boissons les plus convenables pendant le repas.

Il faudra s'abstenir de bière , de liqueurs alcooliques, surtout à jeun, et, dans le cas où pendant le jour, on serait tourmenté par la soif, le meilleur moyen de l'étancher, sera l'eau sucrée, avec addition par verre, d'une ou deux petites cuillerées à café d'eau-de-vie. Les personnes accoutumées au café devront ne pas le suspendre; je les invite seulement à en faire un usage ou moins fréquent, ou moins copieux, et de le cesser à la moindre indisposition ; la même recommandation s'étend aussi aux vins généreux, tels que le Madère, le Malaga, l'Alicante, les vins vieux de Bourgogne ; ce sont les seuls qui soient permis. Leur emploi est bon après le repas, et même dans le courant de la journée, mais il faut en user d'une manière très-modérée. Au nombre des substances et préparations dont je recommande l'abstinence d'une manière tout-à-fait spéciale, je place assurément en première ligne, tous les médicamens d'un usage interne que débite le charlatanisme , comme *préservatifs* du Cholera-Morbus.

Il n'est pas de spécifique qui puisse prémunir contre cette maladie, et tous ceux qu'on décore de ce titre pompeux, ne peuvent être qu'inutiles, alors même qu'ils ne sont pas nuisibles.

D'après l'énumération des principaux moyens préservatifs du Cholera-Morbus, que je viens de faire , les personnes habituellement sobres,

et accoutumées aux soins journaliers de propreté, peuvent voir qu'elles n'auront que
bien peu de choses à changer à leur manière
de vivre. Aussi ont-elles de grandes chances
en leur faveur, pour ne pas être atteintes de
l'épidémie. Cette assurance doit les tranquilliser,
persuadées d'ailleurs qu'elles doivent-être, que,
quelque terrible que soit le fléau, il l'est bien
plus encore par l'inquiétude qu'il répand dans
les esprits, que par la manière dont il a sévi,
jusqu'à ce jour, dans tous les lieux où on l'a vu
éclater.

Malgré l'observation des mesures hygiéniques
que l'on doit exécuter, surtout pendant la durée de l'épidémie, s'il survenait chez quelque
sujet, quelques-uns des phénomènes morbides
que j'ai énoncés en parlant des divers modes
d'action des *influences cholériques*, il faudrait
sans balancer y apporter remède.

Dans le plus grand nombre des cas, s'il n'y a
que des vertiges, de la pesanteur de tête, un
malaise général, une somnolence continuelle,
ces légers accidens céderont à quelques bains
de pied, à une diète de quelques jours, à l'u-
sage de quelques tasses, dans la journée, d'une
infusion légère de camomille ou de tilleul, ou
à une saignée générale.

Si la peau était douloureuse, si de légères
crampes ou brisures se manifestaient dans les
membres, il faudrait y pratiquer devant un
feu clair, des frictions avec de la flanelle im-
bibée d'eau de Cologne ou d'eau-de-vie cam-
phrée.

Si les fonctions digestives étaient troublées,
qu'il y eût une diminution notable de l'appétit,
de légères coliques, des gargouillemens de ventre, avec ou sans diarrhée, et que, de la pesanteur de tête, des éblouissemens existassent, la
diète, l'application de quelques sangsues à
l'anus, en nombre proportionné à l'âge et à
la force des sujets, et l'eau de Seltz pour boisson, sont les moyens qui m'ont paru, jusqu'à-
présent, presque constamment réussir en pa-
reil cas.

S'il y avait de la diarrhée, on y joindrait
l'usage de lavemens avec la décoction de graine
de lin et de tête de pavot, ou d'eau amidonnée;
et la décoction de riz gommée édulcorée avec
le sirop de coings, ou celui de grande consoude
pour boisson.

Dans le cas, au contraire, où l'indisposition
consisterait dans une constipation non habi-
tuelle, je serais d'avis de ne rien tenter pour la
faire cesser, à moins qu'elle n'entraînât après
elle d'autres accidens, tels que des maux de
tête, des douleurs abdominales; on la com-
battrait alors par quelques lavemens avec la

décoction de graine de lin ou de tête de pavot, ou mieux, avec la décoction de ces deux substances.

Je recommande particulièrement aux personnes qui ont l'habitude de faire un usage plus ou moins fréquent de ces panacées universelles, connues sous les noms de médecine Leroy, toni-purgatifs, etc., ou autres de ce genre, sous quelque forme qu'elles soient présentées, de les répudier entièrement, au moins pendant tout le temps de l'épidémie.

Je ferai la même recommandation à celles qui ont coutume de prendre, de leur propre avis, des purgatifs ou des vomitifs dont elles croient quelquefois avoir besoin.

Qu'elles ne le fassent pas, au moins sans qu'un médecin n'en ait jugé la nécessité, et ne le leur ait formellement prescrit.

J'ai vu de pareils abus suivis de si tristes effets, que je me crois obligé de les signaler ici, pour tâcher de les prévenir.

PARIS. IMPRIMERIE DE LEDÈGUE, RUE DES NOYERS, N° 8.